QUELQUES RÉFLEXIONS

SUR LE MÉMOIRE DE M. MARCHANT [1]

RELATIF A L'ANGINE PHARYNGÉE

traitée par la MÉTHODE HOMŒOPATHIQUE.

———

MESSIEURS,

Je respecte le principe qui dirige mes collègues, et nul plus que moi ne trouve sacrée la liberté des opinions; mais il me semble qu'on s'abuse lorsqu'on pense qu'un Corps comme le nôtre n'est pas jusqu'à un certain point solidaire de ce qui se publie sous son patronage. Vainement, dira-t-on : Un travail signé par son auteur n'appartient qu'à lui seul. « L'Académie n'accepte aucune solidarité relative aux opinions émises dans le Recueil de ses Actes. » Toujours est-il qu'une part nous en revient; et de même que les bons travaux qui enrichissent notre Recueil jettent du lustre sur l'Académie

---

[1] L'Académie, après une vive discussion, vota l'impression du Mémoire de M. Marchant, à 6 voix contre 5, sur 19 membres présents. —M. Marchant avait voté pour.—Je crus devoir, de ce vote, en appeler à l'Académie entière et mieux informée; mais je renonçai à développer la proposition que l'Académie avait consenti à entendre. Après réflexion, je voulus respecter le principe du maintien du vote. Je fus donc contraint de réfuter le travail de mon collègue, et c'est là mon excuse.

entière, de même de mauvais travaux nuiraient à notre considération. Et s'ils étaient publiés avec notre approbation, et comme par ordre, notre responsabilité n'en serait que plus grande.

C'est pour cela, Messieurs, que je me suis opposé à l'insertion dans nos *Actes* du travail de M. Marchant. S'il ne devait être connu que des médecins, je me serais abstenu d'en rien dire : sa lecture les eût fait sourire; mais il est destiné à un public étranger à notre science, et je crois devoir lui en signaler les déceptions.

Je vous demande donc la permission de jeter un coup-d'œil critique sur le Mémoire de notre collègue. Je tâcherai d'être impartial ; et si, contre ma volonté, je m'écartais de cette ligne, vous voudrez bien vous rappeler, Messieurs, que je parle pour la médecine traditionnelle, pour la médecine officielle, accusée de fermer les yeux à la lumière et de faire volontairement des victimes.

Il s'agit, dans le Mémoire de notre collègue, d'une *simple note* sur l'*angine pharyngée* qui a sévi dans le département de la Gironde durant l'automne de 1859, traitée par la méthode médicale homœopathique.

Constatons dès l'abord une confusion décevante : dans le titre, on lit simplement *Angine pharyngée;* dans la page d'après, elle est *angine couenneuse,* pour devenir bientôt *angine laryngée, angine croupale,* celle qui tue par suffocation ou asphyxie. — Or, il faut qu'on sache que l'angine pharyngée simple ne tue jamais et ne peut amener d'asphyxie. Le pharynx est cette partie de l'arrière-gorge qui communique de la bouche à l'œsophage, et par où passe le bol alimentaire. Je vous demande pardon de cette explication, inutile sans doute pour beaucoup d'entre vous, mais dont quelques-uns pourtant pourraient avoir besoin.

Pourquoi donc cette confusion entre des maladies si différentes, surtout par leur gravité? C'est pour mettre en opposition avec la bénignité des globules d'Hahnemann le traitement allopathique, qui, outre qu'il est inefficace, a le grave inconvénient d'aboutir à la trachéotomie. — Mais faut-il être médecin pour comprendre que ce n'est pas contre une angine pharyngée qu'on a recours à la bronchotomie? Ne sait-on pas que cette opération n'est instituée que pour faire respirer artificiellement le malade chez lequel une fausse membrane interrompt la respiration et peut amener l'asphyxie et la mort? Or, l'homœopathie dispense de cette opération.—Quel immense bienfait! — Dans cette épidémie, des malades succombaient. La mort survenait plus tôt ou plus tard, dit M. Marchant, selon le traitement aventureux que le malade avait à subir. — Vous l'entendez, Messieurs, les malades mouraient selon *le traitement aventureux* qu'ils avaient à subir. La maladie offrait un tableau effrayant, propre à déconcerter les médecins les plus exercés, obligés d'agir sans règle, tels les médecins allopathes, qui ne savaient absolument que faire, ni comment faire; tandis que *pour le médecin qui s'éclaire du flambeau de la loi homœopathique, ces difficultés ne sont pas si ténébreuses.* — Je ne sais si l'auteur n'a pas voulu dire là *de la foi homœopathique;* car on trouve quelques lignes plus bas cette proposition quelque peu fataliste : « *L'esprit n'est plus libre de se laisser aller à des tendances arbitraires, c'est ici la contrainte logique qu'impose à l'intelligence la culture des sciences exactes.* »

Qui le croirait, c'est sur la doctrine des semblables, sur la doctrine de la dynamisation de la matière, des infiniments petits, qu'on se fonde pour faire de la médecine une science exacte, parce qu'elle est *imposée à l'intelligence,* qu'elle est comme une sorte de fatalisme, qu'il n'y a plus de libre arbitre. Mais n'est-ce pas bien plutôt alors une doctrine aveugle, une doctrine sans doctrine, un simple empirisme? car lorsqu'il s'agit, pour le médecin livré à la foi homœopathique, de la simple appréciation, souvent d'un seul symptôme, et qu'il lui suffit d'ouvrir son livre, son évangile, pour trouver en face de ce symptôme, et sur la même ligne, le nom du remède qui doit le faire disparaître, quoi de plus exact, mais aussi quoi de plus aisé. — Il me souvient, à cet égard, d'avoir vu un homœopathe auprès du lit de chaque malade, tirer gravement son livre de la poche de sa robe d'hôpital, y lire le mot sacramentel, et prescrire, ici une goutte d'aconit, là une goutte de bryone. — Peut-être ce souvenir n'est-il pas tout-à-fait effacé de la mémoire de quelqu'un qui m'écoute (¹).

Avant d'aller plus loin, qu'on me permette une simple remarque : L'histoire d'une épidémie que l'on peint comme si meurtrière, et où l'on a eu l'ineffable bonheur de soustraire des victimes à la mort, est une chose trop importante pour que le monde médical n'en soit pas informé. Avec bien moins de motifs, nos confrères font retentir de leurs travaux les assemblées compétentes; car ce sont surtout les médecins qu'il s'agit d'éclairer; du public, on ne peut faire que des clients, non des adeptes. — Pourquoi donc ne pas s'adresser à ceux que l'on veut éclairer pour de semblables communications? Parce que là on ne trouverait que la médecine traditionnelle, qui, depuis longtemps, a renoncé à s'occuper de pareilles utopies. La médecine traditionnelle, que, pour la déprécier sans doute, on appelle médecine officielle.—Qu'est-elle donc cette médecine officielle?—Elle se compose des médecins les plus éclairés dans tous les pays, de ceux sur qui repose le soin de conserver, de propager les vérités acquises; de ceux qui ont mission d'enseigner ce que les siècles nous ont appris et d'accroître nos richesses scientifiques : telles sont l'Académie Impériale de Médecine de Paris, où siégent les plus

(¹) Voyez le *Journal de Médecine de Bordeaux*. 1848, p. 54.

grandes lumières médicales; les Facultés et les Écoles de médecine, toutes les Sociétés de médecine de l'empire, et je ne parle que de la France.

Ils sont donc bien aveugles ceux qui refusent la lumière de l'homœopathie! Elle est donc bien difficile et inaccessible cette science, qu'elle fasse reculer les plus grands esprits!... Eh non! on peut être médecin homœopathe dans une heure, lorsqu'on quitte les sentiers de la vraie doctrine : il suffit de savoir chercher un mot dans un Dictionnaire. Je l'ai déjà dit : En face du nom de la maladie se trouve comme complément le mot du remède. Pourquoi donc sont-ils si peu nombreux les homœopathes? N'y a-t-il donc rien de séduisant à faire de la médecine extraordinaire? à être appelé par ceux qu'entraîne l'attrait de la nouveauté, par ceux qui se laissent éblouir par ce qui est prestigieux? à échanger une clientèle languissante ou qui ne vient pas, pour des clients dont la reconnaissance doit être en raison de leur confiance? Tout cela, n'est-ce donc rien ? Et pourquoi tous les médecins ne se lancent-ils pas dans cette voie? C'est qu'il y a dans leur conscience quelque chose qui crie plus haut, cette voix de la vérité qui subjugue les nobles âmes!.., Mais je ne veux pas me laisser aller à une plus longue expression de mes sentiments sur ce point.... Je reviens au Mémoire.

Dans la deuxième partie, la plus importante sans doute aux yeux de l'auteur, se trouve racontée l'histoire de deux malades, et sur laquelle il fonde le triomphe de sa doctrine. Pour l'apprécier, Messieurs, il me faut la mettre tout entière sous vos yeux; c'est le seul moyen que j'aie de justifier ma critique. La voici donc :

« Une circonstance particulière me jeta, dit M. Marchant, dans un des foyers de l'infection épidémique. En octobre dernier, retenu fortuitement et bien malgré moi à la gare de

Cérons, je fus obligé, à sept heures du soir, de chercher un gîte. Le train avait fui sous mes yeux. Le hasard me conduisit dans une petite auberge bien propre qu'on m'avait désignée, non sans une certaine hésitation. *Les passants* ne voulaient pas me laisser tomber dans une maison occupée par deux malades frappées de l'épidémie, la mère et la fille. »

A ces traits, ne croirait-on pas à l'épidémie la plus épouvantable? — Eh bien! il existe dans le département de la Gironde, comme dans tous ceux de l'Empire, un médecin des épidémies. A peine informé de l'existence d'un de ces fléaux, le premier magistrat du département signale à ce médecin les points où il doit se porter pour remplir sa mission. Ce médecin n'a pas eu à se déplacer, et il n'existe aucune trace d'une épidémie à Cérons. N'importe! sans s'arrêter à la crainte qu'on lui inspire, M. Marchant brave la contagion. « Cette considération, dit-il, n'en pouvait être une pour un médecin. » Il entre dans la maison de la mère et de la fille. Il est admis avec bonté, malgré l'*embarras qu'il vient donner.* — C'était pourtant une auberge. — « Je ne pouvais mieux faire dès lors, ajoute-t-il, que de demander à voir les malades et d'offrir mes services. La mère venait de se mettre au lit *par précaution.* Elle sentait venir les premières atteintes du mal; sa fille, charmante personne de dix-neuf ans, était couchée dans la même chambre, où régnait un nuage suffocant de vapeurs vinaigrées, que je dissipai en ouvrant largement la fenêtre. Aux prises avec le mal épidémique depuis quelques jours, cette fille était en ce moment en proie à de grandes souffrances, et m'offrait le type à peu près complet de l'angine couenneuse : fièvre accélérée, pouls vif et petit, *peau ardente et humide* tout à la fois; c'était l'heure de la rémission fébrile (huit heures du soir); mal de gorge à ne pouvoir avaler sans douleur atroce; besoin fréquent de se débarrasser de mucosités ou crachats qui l'engouaient; salive filante, soif nulle, sommeil laborieux et troublé par des cauchemars, engorgement des glandes sublinguales, langue pâteuse et couverte de mucosités épaisses et gluantes, légèrement brunâtres; gencives engorgées et molles, teint un peu ictérique.» — Je demande pardon pour ce tableau médical, que j'ai cru devoir reproduire fidèlement, parce qu'il a la prétention d'être complet. Et pourtant, s'il était tracé pour des médecins, ils seraient en droit de demander où sont les signes d'une angine pharyngée couenneuse. On n'a pas même regardé l'arrière-gorge; on n'a pas constaté de fausse membrane. Et puis, cette fille charmante, — cela fait bien dans une histoire, — a une *fièvre accélérée,* et c'est l'heure de la rémission. Nous avons donc changé tout cela, car, pour nous, dans la rémission, ordinairement la fièvre cesse ou diminue. Quoi qu'il en soit, bénissons le hasard qui nous a valu ce tableau fantastique et cette leçon de thérapeutique médicale.

« Ce fut un bonheur pour moi, continue M. Marchant, d'inspirer dès l'abord de la confiance à cette famille. Je ne demandai, pour la justifier, que le temps que j'avais à passer dans la maison, la nuit.» On ne peut, sans être inspiré et sans croire au miracle, compter sur si peu de temps pour guérir une maladie qui *cause la terreur.* Il est vrai que sur l'une des malades le succès pouvait assez peu coûter; elle sentait venir les premières atteintes du mal. Il pouvait bien s'arrêter. Aussi n'en est-il plus question. La mère n'est là que pour mémoire.

Quant à la fille, on avait à choisir entre plusieurs substances. Le mercure soluble est préféré. Voici pourquoi : — c'est en vertu de cette loi que « *le mercure guérit les maladies qu'il donne.* » — Ceci serait un axiome pour le vulgaire; mais pour les médecins, ils savent tous qu'il est impossible d'émettre une proposition plus contraire à la vérité. Jamais le mercure n'a produit d'angine pharyngée; jamais il n'a causé d'angine couenneuse, ni de diphtérie croupale. Nos hôpitaux de syphilitiques devraient à ce compte être pleins de malades atteints de ces affections. Il n'en est rien. Que si l'usage du mercure est assez souvent suivi de salivation, jamais, que je sache, on n'en a continué l'usage pour la tarir.

Mais, fidèle à ces principes, l'auteur prescrit cinq globules de mercure soluble de la 200ᵉ puissance. — Je vous ai dit, Messieurs, à une autre époque (¹), ce qui en était de la dilution, de la dynamisation, et j'ai prouvé, je pense, que dans des globules dynamisés, sans qu'il fût nécessaire de les porter à la 100ᵉ puissance, il ne restait rien, il ne pouvait rester rien... que ce que la foi peut y mettre.

Néanmoins, la malade prend ces globules dans un demi-verre d'eau fraîche, *avec les précautions exigées* en pareil traitement, et le lendemain à six heures du matin, avant d'entrer dans le wagon, le médecin apprend de la bouche de la mère que sa fille était beaucoup mieux, qu'elle en était heureuse puisqu'elle pouvait avaler avec assez de facilité. — Et le médecin, qui, au milieu d'une épidémie si terrible, tient en ses mains le moyen d'en guérir les malades et même d'en préserver la population, quitte ces lieux, où sa présence serait un si grand bienfait, après une cure si merveilleuse !

Mais ne peut-on se demander, après ce récit, de quelle affection cette fille a guéri? On n'a pas constaté de fausse membrane; la voix n'était pas altérée; la respiration était normale. Il n'y avait donc que pharyngite simple; elle durait depuis quelques jours, pouvait très-bien diminuer graduellement et guérir sans remèdes. En eût-il été de même s'il y avait eu de fausses membranes dans le larynx, s'il y avait eu menace d'asphyxie, que la trachéotomie seule eût pu arrêter? Bien certainement non. On voit maintenant pourquoi on a confondu dans un même tableau la pharyngite et le croup.

(¹) Voyez *Actes de l'Académie.* Année 1852, 3ᵉ trim., p. 507.

Il fallait prouver que l'homœopathie guérit par des globules ce que les médecins de l'école officielle ne guérissent que par un traitement complexe, et, dans les cas les plus graves, quelquefois par une opération, et quelquefois enfin ne peuvent pas guérir. Les médecins savent trop et tout le monde sait qu'il est des maladies au-dessus des ressources de l'art, et qu'alors, des moyens qui se sont montrés efficaces dans certains cas, échouent dans d'autres. Ce n'est pas d'aujourd'hui qu'un poète a dit :

> Non est in medico semper relevetur ut æger,
> Interdum *doctâ* plus valet *arte* molum.

Et remarquez que le poète a bien dit *arte doctâ*.

Mais c'est d'une grande habileté de se présenter au public muni de moyens si doux et si bénins pour conjurer des maladies qu'il sait être si souvent fatales.

Il y a, dans la *Simple Note,* une autre scène non moins importante à analyser. — Nous sommes au Sacré-Cœur. Sur 36 pensionnaires, 5 sont tombées malades; 3 jours après, 5 de plus; 3 ou 4 jours plus tard, encore 5, et sur ce nombre la surveillante. En tout, 15 sur 36. — On administre à ces jeunes malades le *mercure :* 6 globules dans un verre d'eau à celles qui étaient manifestement atteintes, et 2 cuillerées par jour à celles qui se trouvaient menacées. Et cela suffisait, dit M. Marchant, d'une part pour *guérir le mal dans ses premiers symptômes,* et d'autre part pour l'arrêter dans son invasion. Cela prouve évidemment, selon l'auteur, que le mercure seul a suffi, dans la majorité des cas, à la guérison de l'angine épidémique. — Est-il possible, Messieurs, de se laisser aller à une illusion pareille! A qui persuadera-t on que ces faits sont probants pour la thèse qu'on défend? Et que serait-ce si nous pouvions ajouter qu'au Sacré-Cœur la prétendue épidémie a été nulle? Qu'au *Pensionnat,* où aucun globule n'a été donné, il n'y a pas eu d'angine? Qu'à l'*Orphe-linat,* la plus malade est restée à peine deux jours au lit pour un léger mal de gorge?

Ce sont-là pourtant les faits qu'on donne comme positifs. Mais après les faits viennent les réflexions. Ce n'est pas la partie la moins curieuse du Mémoire, celle à laquelle l'auteur attache le moins de prix. « Guérir le mal, c'est beaucoup obtenir, dit M. Marchant; mais arrêter l'épidémie, voilà le problème important, et la loi des semblables peut seule le résoudre. Or, le mercure fait avorter les prodromes du mal. Pas une des personnes à qui nous l'avons donné, ajoute-t-il, n'a vu se développer la maladie; et cela, parce que *le mercure* COUVRAIT *les phénomènes d'invasion, ceux de développement, ceux de l'état, et ceux du déclin du mal.* »

Qui comprendra cette langue particulière? Qui sait ce que veulent dire ces mots : *Couvrait les phénomènes d'invasion, ceux de développement, ceux de l'état, et ceux du déclin du mal?* Quant à moi, je ne le comprends pas; mais peut-être est-ce là une vertu de ce langage, d'être inintelligible.

Discutons toutefois, puisqu'il le faut, et disons une fois de plus aux homœopathes, à propos d'épidémie, que la vertu préservative de leurs remèdes repose sur la plus complète illusion; que si, lorsque arrive une épidémie, tout le monde devait en être atteint, et qu'il n'y eût de préservés que ceux qui auraient pris des globules, ils seraient fondés dans leurs prétentions; mais même, dans une de ces calamités les plus générales, la portion de la population atteinte est heureusement très-minime. Or, qu'ont à faire les autres pour en être affranchis? Rien. Eh bien! c'est là ce que font les doses infinitésimales. Et, par exemple, supposons que dans les épidémies de choléra, en 1832, 1849 et 1854, dans chacune desquelles 500 personnes environ furent affectées à Bordeaux; supposons, dis-je, qu'on eût donné des globules homœopathiques aux 149,500 autres personnes qui n'ont pas été, qui ne devaient pas être atteintes : qui, nous le demandons, qui, excepté les croyants, eût osé dire que l'immunité devait être attribuée aux globules? — Et en particulier dans l'épidémie dont on parle, — si tant est qu'il y eut épidémie, car nous avons vu ce qu'il faut en penser, — le nombre des malades a été on ne peut plus restreint, et par conséquent l'immense majorité en a été à l'abri.

Si la loi homœopathique était vraie, à chaque instant, presque toujours, la population entière devrait user de prophylactiques; car les homœopathes confondent avec les épidémies les simples constitutions médicales, et avec celles-ci la plupart des affections intercurrentes, que leur moyen prophylactique combat aussi avec succès. Il est impossible, je crois, de s'abuser plus étrangement sur une question médicale. Qui jamais a pu penser que, dans une épidémie ou une constitution médicale quelconque, toute la population dût être envahie? Et alors, sur qui devront être employés les moyens prophylactiques? Mais dire aux esprits crédules qu'on possède de pareils moyens, cela peut avoir d'heureux résultats... pour les conseillers.

Nous avons fait apprécier jusqu'ici, avec impartialité croyons-nous, à notre point de vue sans doute, le travail de notre collègue, et nous l'avons assez souvent laissé parler lui-même pour qu'on puisse juger jusqu'à quel point sont fondées les conclusions qu'il en va tirer.

Voici la principale; je ne suis pas très-sûr de la bien comprendre, mais je la donne textuelle :

« En conséquence de ce qui précède, dit M. Marchant, nous sommes arrivé à cette conclusion générale qui peut se formuler en ces termes :

» En temps épidémique et en subordination de la loi homœopathique, *le remède qui guérit est le remède qui pré-*

serve. Il ne saurait en être autrement. Pour que l'*homœopathicité* d'un remède soit complétement appropriée pour opérer une guérison, il faut qu'elle *embrasse* tous les temps d'une maladie. Si l'homœopathicité manquait ou même péchait en quelque point, la vertu curative et préservatrice serait impossible; la loi des semblables dans ce cas reste inappliquée ou est faussement interprétée, ce qui est la même chose. »

L'homœopathicité, pardon du néologisme, c'est sans doute la loi homœopathique en vertu de laquelle un remède *couvre,* comme on le dit plus haut, *embrasse,* comme on dit maintenant, tous les temps d'une maladie. — Ne suis-je donc pas obligé de répéter ici qu'une vertu de ce langage, c'est sans doute d'être incompréhensible?

Quoi qu'il en soit, cette loi a été assez souvent appliquée, dit M. Marchant, pour autoriser les conclusions suivantes : — Je demande pardon par avance de la série de propositions aventurées que je suis obligé d'énoncer.

« Elle a été appliquée, cette loi, dans la *scarlatine,* par l'emploi de la belladone; *la belladone préserve de la scarlatine parce qu'elle la guérit;*

» Dans la *rougeole,* par la pulsatille; *la pulsatille préserve de la rougeole parce qu'elle la guérit;*

» Dans la *miliaire pourprée,* par l'aconit; *l'aconit préserve de la miliaire pourprée parce qu'il la guérit;*

» Dans la *fièvre jaune,* par le charbon végétal; *le charbon végétal préserve de la fièvre jaune parce qu'il la guérit;*

» Dans le *choléra-morbus spasmodique* ou *sec,* par le camphre; *le camphre préserve du choléra-morbus spasmodique parce qu'il le guérit;*

» Dans le *choléra-morbus humide,* par l'ellébore blanc; *l'ellébore blanc préserve du choléra-morbus humide parce qu'il le guérit.* »

On est un peu moins explicite pour le choléra-morbus asiatique. Celui-ci est *arrêté seulement* dans son développement par l'emploi de la fleur de soufre, dont on saupoudre…. *l'intérieur des bas… — Risum teneatis…* Il paraît que la fleur de soufre ne *couvre* pas ou *n'embrasse* pas *tout* ce que vous savez.

On ajoute : « Nous devons enregistrer aujourd'hui *l'angine couenneuse* comme ayant trouvé son remède spécifique et préservatif dans *le mercure.* »

Ces litanies, Messieurs, auraient pu être indéfiniment continuées avec tout autant de fondement, en accolant le nom d'un remède quelconque à chacune des maladies du cadre nosologique, et après l'articulation de chaque sentence, de chaque verset, on eût pu répéter en chœur : *Telle substance préserve de telle maladie, parce qu'elle la guérit.*

Je ne sais de quelle expression me servir, Messieurs, pour rendre le sentiment qu'a fait naître en moi cette série de propositions si singulières. Pour les entendre sans dédain, il faut être étranger à la première notion médicale, et pour les adopter, il faut rompre avec la logique.

D'abord, le remède, quel qu'il soit, belladone, aconit, pulsatille, charbon végétal, camphre, ellébore blanc, fleur de soufre, mercure, n'existe plus dans les globules dynamisés, car quelques-uns ne le sont qu'à la 20e ou 30e dilution. D'ailleurs, à quelque dose que fussent administrées ces substances, il est absolument faux qu'elles aient la propriété qu'on leur attribue. Pas un fait ne vient déposer en faveur de ces allégations, rien n'a établi qu'elles pussent guérir les maladies qu'on leur assigne. N'en restera-t-on pas convaincu, si ces assertions ne sont pas mieux appuyées pour ces maladies que ne l'est l'action du mercure pour l'angine couenneuse?

Où sont les faits pour appuyer cette dernière prétention? Sont-ce les deux observations de Cérons ou les histoires du Sacré-Cœur qui entraîneraient la conviction? Nous laissons à tout esprit sérieux. à qui l'art de raisonner n'est pas étranger, à résoudre la question, et pour l'y aider, voici d'autres faits authentiques : De ma fenêtre, je voyais dans la cour de l'hôtel, deux jeunes enfants, d'une santé florissante et jouant avec gaîté; après une semaine d'intervalle, un jour je ne les vis plus. Ils avaient été frappés de la maladie qui a fait à Bordeaux quelques rares victimes : ils avaient été pris d'angine couenneuse laryngée; des globules leur furent administrés : ils n'ont plus reparu dans ma cour, les parents les pleurent. — Et ce n'est pas pour en rendre responsable la doctrine d'Hanhemann que je cite ces faits, mais pour prouver son impuissance et combien elle est mal fondée dans ses prétentions. Qu'on vienne donc nous dire : Le mercure préserve de l'angine couenneuse, parce qu'il la guérit.

Que nous serions heureux si cette kirielle d'allégations avait quelque fondement ! Mais nous en appelons à l'observation universelle. La médecine est une science d'observation, qui vit de faits, mais ils doivent être sérieusement contrôlés, *perpendendæ observationes*, surtout lorsque ces faits tendent à appuyer quelque circonstance insolite. Et en est-il de plus considérable que la guérison d'une maladie, trop souvent funeste, par l'emploi de moyens nouveaux? Les faits doivent être nombreux, notés par des observateurs divers, non prévenus, et constatés par des témoins désintéressés, ne fût-ce que pour éviter toute illusion. Or, trouve-t-on aucun de ces caractères dans ce qu'on nous présente?

Et puis, remarquons cette manière de raisonner : Telle substance préserve de telle maladie parce qu'elle la guérit ! A-t-on prouvé qu'elle la guérissait? Pas le moins du monde. Et alors... Eh bien ! nous dirons, nous, le charbon végétal ne guérit pas la fièvre jaune; la fleur de soufre ne guérit pas le choléra morbus asiatique; ainsi de suite de chacune des autres substances; et ces assertions ne résultent pas de notre observation personnelle, mais de celle des observateurs de tous les pays.

Maintenant, si je voulais, Messieurs, vous prouver jusqu'à quel point d'aberration la doctrine d'Hanhemann pousse ses adeptes, jusqu'où peut atteindre l'absurde dans cette voie, je vous dirais que les substances que je viens d'énumérer, en outre de l'action que vous venez de voir qu'on leur attribue, possèdent d'autres qualités qui devraient faire frémir ceux qui les emploient. — Savez-vous ce que peuvent produire chez l'homme, d'après les homœopathes, quelques globules de *charbon végétal?*... une tendance à la folie suicide maniaque lypémaniaque... *de pulsatille?* des phénomènes de folie suicide automatique... *de silice?* une tendance au suicide par submersion, *de mercurius-vivus,* tout bonnement de mercure?... des accès de monomanie suicide anxieuse. Et tout cela, c'est Hanhemann qui l'a dit [1]. Tout cela je l'emprunte à un organe qu'on ne peut récuser, qui se publie à Paris, l'*Avenir médical,* journal homœopathique, et à un Mémoire de M. Hermel. *(Recherches sur le traitement de l'aliénation mentale)* [1].

Heureusement que ces funestes propriétés ne sont pas mieux constatées que leurs actions favorables, et les aliénistes n'ont rien à en attendre si la population saine n'a rien à en craindre.

Je ne sais vraiment comment m'excuser d'avoir traité presque sérieusement un pareil sujet. On ne peut que devant des gens du monde avoir besoin de prendre parti pour la médecine traditionnelle contre de pareilles billevesées, aberrations, illusions.

Mais la médecine traditionnelle, la médecine officielle, dit M. Marchant, ne veut pas prendre la peine d'examiner. Il est

[1] Traitement homœopathique du suicide. — *Union médicale,* t. XII, n° 8, p. 333. — Juillet 1858.

[2] Note sur les médicaments qui sont indiqués par le symptôme suicide, d'après la loi de similitude *(Art médical,* Juin 1858).

plus facile de nier. On a bien nié le mouvement... Nouveau Christophe Collomb, Hanhemann découvre un monde, et les incrédules les plus déclarés sont parmi les gens de sa profession, les médecins.

En présence d'une telle accusation, en face de maladies si souvent mortelles et qu'il serait si facile de guérir, nous sommes des entêtés ignorants, fermant les yeux à la lumière, et si nous laissons périr des malades qu'on nous enseigne à sauver, que sommes-nous?

On a osé l'écrire. — Neumann, dans son ouvrage sur l'homœopathie, a dit : « Grâce à cette merveilleuse méthode d'Hahnemann, la pratique médicale devient un procédé mathématique nettement déterminé, de telle sorte que la terminaison fatale arrivée par un faux traitement pourrait appeler la vindicte de la loi, aussi bien que tout homicide. » — Aussi a-t-on répondu spirituellement à cet intolérant énergumène : « Si jamais les homœopathes s'avisent de réviser le code pénal, tout médecin qui ne saura pas dégager l'inconnue de cette donnée, c'est-à-dire trouver la guérison, sera passible des cours d'assises et puni comme assassin. » (Manec, lettres sur l'homœopathie.)

On le voit maintenant, indépendamment du culte de la science, du culte de la vérité, nous avions à défendre la médecine officielle, la médecine traditionnelle, de la plus grave des accusations. Puissions-nous l'avoir fait avec assez de modération pour ne blesser personne, et assez de succès pour éclairer ceux qui nous ont fait l'honneur de nous écouter.

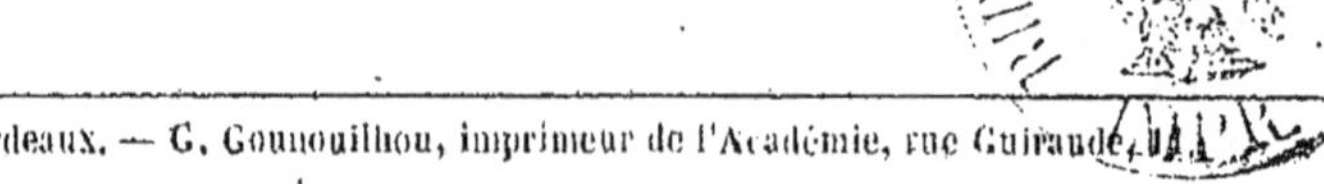

Bordeaux. — G. Gounouilhou, imprimeur de l'Académie, rue Guiraude.

www.ingramcontent.com/pod-product-compliance
Lightning Source LLC
LaVergne TN
LVHW051037060726
842524LV00007B/2882